DE L'ACTION

DES EAUX FERRO-CUIVREUSES

DE

SAINT-CHRISTAU

(BASSES-PYRÉNÉES)

DANS QUELQUES AFFECTIONS CUTANÉES

PAR

M. le Dr EMILE TILLOT,

Ancien interne lauréat des hôpitaux de Paris,
Membre titulaire de la Société d'hydrologie médicale
Médecin inspecteur des eaux de Saint-Christau.

Mémoire lu à la Société d'hydrologie et extrait des Annales d'hydrologie.

PARIS

ALEX. COCCOZ, LIBRAIRE-ÉDITEUR

30, RUE DE L'ÉCOLE-DE-MÉDECINE

1864

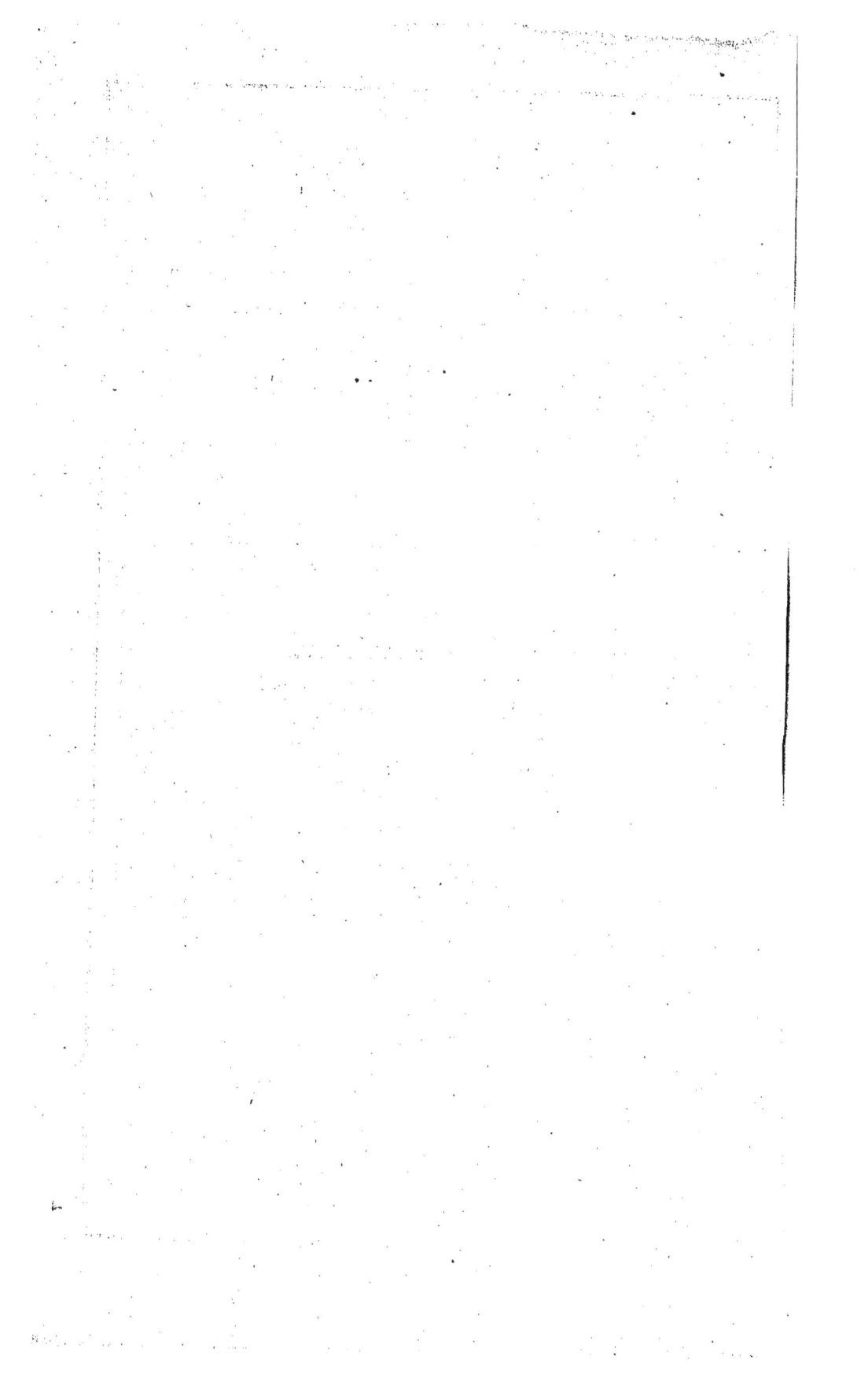

EAUX MINÉRALES

DE SAINT-CHRISTAU

DU· MÊME AUTEUR

DE LA LÉSION ET DE LA MALADIE DANS LES AFFECTIONS CHRONIQUES DU SYSTÈME
UTÉRIN. In-4, 1860... 1 fr. 50

Paris. — Imprimerie de E. MARTINET, rue Mignon, 2.

DE L'ACTION

DES EAUX FERRO-CUIVREUSES

DE

SAINT-CHRISTAU

(BASSES-PYRÉNÉES)

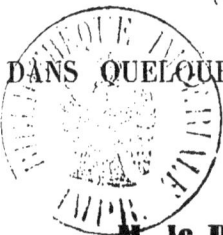

DANS QUELQUES AFFECTIONS CUTANÉES

PAR

M. le Dr EMILE TILLOT,

Ancien interne lauréat des hôpitaux de Paris,
Membre titulaire de la Société d'hydrologie médicale
Médecin inspecteur des eaux de Saint-Christau.

Mémoire lu à la Société d'hydrologie et extrait des Annales d'hydrologie.

PARIS

ALEX. COCCOZ, LIBRAIRE-ÉDITEUR

30, RUE DE L'ÉCOLE-DE-MÉDECINE

1864

DE L'ACTION

DES EAUX FERRO-CUIVREUSES

DE

SAINT-CHRISTAU

(BASSES-PYRÉNÉES)

DANS QUELQUES AFFECTIONS CUTANÉES

———————————————⬤———————————————

Lorsque, l'anée dernière, vous m'avez fait l'honneur d'écouter avec bienveillance une courte note concernant les eaux dont je venais d'être nommé médecin inspecteur, j'ai pris devant vous et vis-à-vis de moi-même l'engagement de compléter, ou du moins d'augmenter les renseignements très-insuffisants que j'exposais sous vos yeux, et je vais essayer de tenir ma promesse.

Les recherches semblaient d'autant plus faciles au premier abord, que les eaux de Saint-Christau ne sont pas une panacée universelle, qu'elles ont une spécialisation empirique bien marquée, et que, par conséquent, le champ de l'observation se trouvait tout de suite limité.

Le public vient surtout à Saint-Christau pour chercher la guérison des maladies de la peau.

A-t-il raison ? Dans quelles circonstances doit-il y venir, dans quels cas devrait-il s'abstenir ?

Autant de problèmes très-intéressants, mais que je ne suis pas encore en mesure de résoudre ; je me contenterai donc de choisir un certain nombre de maladies traitées par nos eaux et d'étudier les modifications qu'elles y subissent. Tout ce que je dirai s'appuiera sur des faits ; ce travail n'est donc qu'un résumé clinique d'observations prises parmi les affections les plus communes de la pathologie cutanée.

Cet essai sera divisé en trois parties.

Dans la première, j'indiquerai la situation, les propriétés physiques et chimiques des sources de Saint-Christau ; la seconde comprendra le mode d'emploi de l'eau, ses propriétés physiologiques, avec les indications et les contre indications qui en découlent; enfin la troisième partie, la plus importante, sera consacrée à l'étude thérapeutique de l'eau, envisagée dans les syphilides, les scrofulides, l'eczéma et le psoriasis.

1ʳᵉ PARTIE. — *Notions physiques et chimiques.*

Situation. — Saint-Christau est un petit hameau du département des Basses-Pyrénées, situé à 8 kilomètres d'Oloron, à l'entrée de la vallée d'Aspe, dans une situation charmante. C'est un vallon au pied des premières montagnes qui constituent la chaîne des Pyrénées, coupé de ruisseaux et abondamment baigné d'eaux minérales et potables qui y tempèrent fort agréablement les ardeurs de l'été.

On y compte cinq sources différentes, ayant toutes la température de 14 à 15 degrés centigrades. La moins abondante ne sert qu'en boisson, elle est sulfureuse, c'est la source du *Pêcheur*. Les autres, minéralisées par le cuivre et le fer, sont divisées en deux groupes séparés et coulent deux à deux dans deux établissements éloignés l'un de l'autre. Le premier, ou *Établissement des bains vieux*, est alimenté par la source des *Arceaux* et celle du *Chemin*, qui coulent en très-grande abondance. Le second reçoit les eaux de la prairie, divisées en douce et froide, qui sont captées dans l'établissement dit *de la Rotonde*, monument tout moderne construit par le propriétaire actuel, M. le comte de Barante, et qui se recommande autant par l'élégance de sa construction que par la juste proportion de ses dispositions intérieures. Il renferme douze baignoires, et celui des *Bains vieux* quatorze. Ce dernier établissement contient quatre cabinets de douches ordinaires et deux cabinets de douches ascendantes.

Propriétés physiques et chimiques. — Limpide, presque inodore, excepté dans les jours de pluie où la source des Arceaux répand une légère odeur sulfureuse et se trouble un peu, l'eau de Saint-Christau était rangée autrefois au nombre des eaux sulfureuses par certains auteurs, Astrié entre autres, au nombre des eaux alcalines par d'autres écrivains : mais depuis deux ans nous savons à quoi nous en tenir, grâce à la savante analyse publiée par M. le professeur Filhol. Je reproduis ici le tableau qu'il a fait imprimer dans la brochure dont il a fait hommage à la Société.

SUBSTANCES contenues dans 1 kilogramme d'eau minérale.	NOMBRE DES SOURCES.				
	Source des Arceaux.	Source du Chemin.	Source de la Rotonde (douce).	Source de la Rotonde (froide).	Source sulfureuse.
	c. c.	c. c.	c. c.	c. c.	c. c.
Oxygène.............	7,40	7,60	8,10	8,20	»
Azote..............	24,60	24,80	25,20	25,10	24,80
	gr.	gr.	gr.	gr.	gr.
Acide carbonique libre.	0,0004	0,0036	0,0110	0,0157	0,0540
Bicarbonate de chaux.	0,1566	0,1600	0,1578	0,1275	0,1905
— de magnésie.	0,0587	0,9641	0,0339	0,0128	0,1033
— de lithine ...	traces	traces	traces	traces	traces
Chlorure de sodium..	0,0297	0,0304	0,0272	0,0254	0,0227
— de calcium....	0,0230	0,0236	0,0031	traces	traces
— de magnésium.	traces	traces	traces	traces	traces
Iodure de sodium	traces	traces	traces	traces	traces
Sulfure de calcium....	»	»	»	»	0,0103
Hyposulfite de chaux..	»	»	»	»	traces
Sulfate de chaux.....	0,0096	0,0098	0,0175	0,0127	0,0777
— de cuivre.....	0,00035	0,00034	0,00020	traces	traces
— de fer........	0,0042	0,0046	0,0032	traces	traces
Carbonate de manganèse	traces	traces	traces	traces	»
Phosphate de chaux..	0,0013	0,0015	0,0007	traces	0,0026
Arséniate de chaux...	traces	traces	traces	traces	»
Silicate de chaux.....	0,0139	0,0140	0,0104	0,0428	0,0339
— de potasse....	traces	traces	traces	traces	traces
Borate de soude.....	»	»	»	»	traces
Matière organique....	traces	traces	traces	traces	traces
TOTAUX.........	0,29774	0,31164	0,2650	0,2361	0,4920

D'après cette analyse, on voit que les eaux des Arceaux, du Chemin et de la Rotonde présentent une analogie de composition telle, qu'on peut les considérer comme ayant une origine commune. La présence du cuivre, en quantité suffisante pour qu'on en puisse déterminer la proportion, me paraît, dit M. Filhol, le point le plus saillant de l'analyse des eaux de Saint-Christau.

Le sulfate de cuivre existe à la dose de 0,0003, le sulfate de fer à la dose de 0,004 ; de plus il y a des traces d'arsenic et d'iode, et de la matière organique. La source sulfureuse est minéralisée par le sulfure de calcium à la dose de **0,0103**.

2ᵉ PARTIE. — *Mode d'emploi et effets physiologiques.*

On utilise l'eau minérale de Saint-Christau en bains, en boisson, en douches, en lotions et en fomentations. Je me propose d'étudier les effets physiologiques qu'elle produit, en parlant de chacun de ces modes d'emploi ; mais je ne m'occuperai que de la source ferro-cuivreuse, les effets physiologiques de la source du Pêcheur, minéralisée par le sulfure du calcium, offrant la plus grande analogie avec ceux des eaux sulfurées calciques froides.

Boisson. — En boisson, les malades prennent l'eau à la dose de 2 à 6 verres par jour, et souvent bien plus, car la plupart la mélangent avec le vin aux repas. D'un goût très-légèrement styptique, exhalant une très-faible odeur de moisi, due probablement à la matière organique, elle n'altère nullement le goût ni la couleur du vin ; elle excite légèrement la muqueuse gastrique et augmente la sécrétion urinaire. Je l'ai vue, chez quelques malades pléthoriques, déterminer la production de légers vertiges et des bouffées de chaleur à la face, mais en général elle est bien supportée ; chez quelques sujets, elle détermine un peu de diarrhée.

Bains. — L'eau n'ayant qu'une température de 14 degrés, on est obligé d'en élever artificiellement la température, mais je ne crois pas que ses propriétés en soient altérées, quoique le mode de chauffage laisse à désirer, car elle est chauffée à feu nu. Lorsqu'on entre dans le bain, on éprouve comme la sensation d'un corps légèrement onctueux, aussi beaucoup de personnes préfèrent-elles l'eau minérale pour les usages de la toilette. Elle met quelque temps à mouiller la peau, et si l'on sort une partie du corps de l'eau, on voit celle-ci courir en petites gouttelettes liquides qui ont de la peine à se réunir. Ce phénomène est surtout marqué dans les parties pourvues de poils.

Chez un certain nombre de malades, l'usage des bains fait apparaître des éruptions, des rougeurs, de petites papules ou même des pustules d'acné, résultat qui, dans certaines circonstances, se produit très-rapidement.

Lotions et fomentations. — Les lotions et les fomentations sont très-employées à Saint-Christau, et remplissent une des indications les plus utiles dans le cas d'affections circonscrites. La plupart des malades portent plusieurs heures par jour, quelques-uns même gardent pendant la nuit des compresses imbibées de l'eau minérale à la température naturelle. L'effet de ces fomentations est de calmer l'ardeur, les démangeaisons si fréquentes dans certaines dermatoses. La fomentation détermine habituellement, dans la partie malade, un travail physiologique exagéré qui a pour résultat d'augmenter momentanément la sécrétion séreuse ou purulente, de faire tomber les croûtes ou les squames, et d'amener dans les parties ulcérées la production de bourgeons plastiques qui se convertissent en cicatrices.

Douches. — Mon honorable prédécesseur employait peu les douches : j'y ai au contraire fréquemment recours, surtout lorsqu'il s'agit d'affections limitées.

Elles sont administrées sous une faible pression, parce qu'on les fait porter en général directement sur les parties malades. J'ai l'habitude de commencer par l'eau à une température un peu élevée, et en abaissant à chaque séance le degré du calorique, j'arrive à donner très-rapidement la douche tout à fait froide.

Je me sers aussi avec grand avantage des douches d'eau pulvérisée, dans les maladies des yeux et des paupières.

D'après ces détails sur les lotions, les fomentations et les douches, on voit qu'à Saint-Christau on fait autant d'hydrothérapie que de médication thermale, mais de l'hydrothérapie minérale, et ce mode de traitement n'est peut-être pas sans influence dans la curation des maladies de la peau.

Indications et contre-indications. — En résumant les effets physiologiques de l'eau de Saint-Christau, on voit qu'elle paraît avoir une action substitutive très-douce, qu'elle ne dépasse jamais un degré d'excitation très-modérée, surtout si on la compare aux eaux chlorurées et aux eaux sulfureuses. On peut l'employer aussi bien chez les anémiques, les chlorotiques, les scrofuleux, que chez les dartreux et les arthritiques, car si elle stimule les capillaires, elle n'a pas sur le système vasculaire général une action trop excitante ; mais elle doit être réservée aux affections chroniques. En effet, dans les maladies aiguës, elle détermine une réaction très-vive qui ne peut être que préjudiciable au malade. La plupart des personnes qui l'emploient, guérissent sans ressentir d'autres effets que l'excitation locale, sur laquelle nous nous sommes assez étendu ; quelques-uns, mais c'est le plus petit nombre, éprouvent comme une poussée caractérisée par des taches, des rougeurs générales ou partielles, des pustules d'acné et des furoncles, mais c'est un effet que je n'ai observé chez aucun des scrofuleux soumis à mon observation, tandis qu'il s'est montré chez un certain nombre de sujets arthritiques.

3ᶜ PARTIE. — *Effets thérapeutiques.*

De l'action physiologique de l'eau qui nous occupe, peut-on facilement en déduire les propriétés thérapeutiques ? Évidemment oui, dans une certaine mesure, comme les données chimiques peuvent servir à fixer un peu les idées sur les indications générales d'une eau médicinale naturelle.

Au point de vue physiologique, l'eau de Saint-Christau détermine sur la peau une action excitante, elle ranime les capillaires, puisqu'elle produit de la rougeur ; elle agit sur les nerfs, car elle calme le prurit et l'ardeur ; elle agit sur les follicules sudoripares, les appareils sébacés, car elle augmente d'abord les sécrétions pour les tarir ensuite ; donc elle devra convenir dans les affections cutanées chroniques, accompagnées d'une sécrétion d'épiderme, de sérosité ou de matière sébacée ; c'est en effet ce que prouve l'expérience.

Au point de vue chimique, quelles données nous fournit l'analyse ? Il y a des eaux minérales dont la composition donne d'emblée, en quelque sorte, la clef de l'action thérapeutique ; la prédominance de l'élément minéralisateur principal indique une spécialité d'action dont l'art sait faire son profit et qu'il modifie suivant les circonstances. Les eaux sulfureuses, les eaux alcalines et chlorurées sont dans ce cas ; de l'iode, du soufre, du chlorure de sodium, considérés comme la caractéristique dominante de telle ou telle eau, on remonte à l'action principale de l'une de ces substances, et l'on conclut à l'efficacité de l'eau minérale, conclusion que le hasard a souvent révélée, mais qui, la plupart du temps, est justifiée par les faits. C'est de ce travail intellectuel qu'est sortie la spécialisation des eaux sur laquelle notre savant secrétaire général a jeté une si vive lumière ; mais, dans l'espèce, quel est le minéral dominateur ? Nous avons affaire à une eau faiblement minéralisée. Le sulfate de cuivre qu'on y rencontre est un agent actif, mais où l'a-t-on étudié ? Dans quelles sources s'est-il montré comme à Saint-Christau, presque seul, pour qu'on pût observer isolément son action ? Il se trouve dans une dizaine de sources à peine en Europe, et dans la plupart confondu avec d'autres substances dont l'efficacité est sûre et bien reconnue. Pour ne parler que des sources de France où il existe du cuivre, est-ce à Balaruc, où le chlorure de sodium a jusqu'alors attiré l'attention ? Est-ce à Luxeuil, riche d'ailleurs en fer, en manganèse, en chlorure de sodium, que l'action du cuivre a été constatée ? A Luchon, où la question du soufre domine toute la thérapeutique, le cuivre est-il mis en cause ? Cependant Astrié, en mentionnant la présence de ce métal dans les sources de Luchon, dit qu'il joue peut-être un rôle utile dans quelques formes de maladies de la peau (1).

En dehors de la clinique hydro-minérale, le cuivre est mal connu comme agent de la médication interne. D'après M. Bouchardat (*Matière médicale*), on s'en sert comme stimulant dans quelques affections catarrhales et nerveuses, dans la chorée, les fièvres rebelles. D'après M. Burtenstein, cité par M. Bouchardat, le cuivre diminue les sécrétions, relève le processus de la digestion et de l'assimilation. Je laisse de côté ses propriétés émétiques, que tout le monde connaît. Mais, en revanche, il est utilisé avec grand avantage comme topique dans certaines affections catarrhales, dans certaines maladies chroniques des yeux et des paupières, et les anciens l'employaient plus que nous dans le traitement des ulcères.

Il est inutile d'insister sur la présence du fer contenu dans les eaux de Saint-Christau, qui peut, jusqu'à un cer-

---

(1) D'après les auteurs du savant *Dictionnaire des eaux minérales*, on trouve du cuivre à Luxeuil, à Bruckenau (Bavière), à Rippoldsau, à Aix-la-Chapelle, à Wiesbaden, à Luchon, à Balaruc (Béchamp). Mais Balaruc est, avec Saint-Christau, le seul endroit qui contienne du cuivre à dose pondérable.

tain point, expliquer leurs propriétés toniques et reconstituantes. Enfin, messieurs, les traces d'iode et d'arsenic qui y sont renfermées jouent-elles un rôle dans leur action sur les affections cutanées? C'est une question délicate que je ne fais que poser sans vouloir la résoudre. Reste enfin la matière organique, qui a peut-être pour effet d'atténuer les effets irritants des substances minérales, et qui manifeste dans l'espèce sa présence par cette sensation un peu onctueuse que donne l'eau des sources qui m'occupent en ce moment.

Je viens d'essayer de procéder scientifiquement, mais la clinique ne procède pas ainsi d'abord, comme vous le savez. L'empirisme lui ouvre la voie, et c'est le public qui sait le premier les propriétés des eaux minérales et les apprend au médecin, quitte à ce dernier à préciser les cas, à poser les indications. Donc on vient à Saint-Christau pour guérir la chlorose, les affections utérines, mais surtout pour les maladies de la peau, et cette croyance dans les vertus thérapeutiques de l'eau pour ce dernier ordre d'affections a déjà un certain cachet d'antiquité, car elle se trouve consignée dans un récit légendaire ; le merveilleux ne préside-t-il pas au berceau de toutes les découvertes? En l'an 1300 environ, un berger, qui était lépreux, avait l'habitude de laver de temps en temps ses mains et sa figure à une source placée au pied d'une montagne, et quelle ne fut pas sa surprise de voir disparaître peu à peu la lèpre qui le rendait hideux et méconnaissable? Depuis ce temps, d'autres lépreux allèrent se laver à la source, furent guéris, et la fontaine prit le nom de source des *Dartres*. Dès lors Saint-Christau se vit fréquenté par de grands personnages, et sa réputation s'étendit dans la province, où chaque année de nouveaux succès ne font que la confirmer.

D'après cela, il est facile de comprendre pourquoi la majorité de la clientèle de Saint-Christau est constituée par des malades atteints d'affections cutanées ; c'est donc dans le cadre dermatologique que j'ai surtout puisé mes observations, et c'est sur l'action des eaux dans certaines maladies de la peau que je désire maintenant appeler votre attention. J'ai pu étudier d'une façon d'autant plus exacte cette action, que je me suis abstenu, dans l'immense majorité des cas, de tout traitement autre que celui des eaux minérales *intus* et *extra*. Vous savez comme moi, messieurs, que la plupart des personnes qui fréquentent les stations thermales ont épuisé les ressources de la pharmacie, et que c'est leur rendre un service, et en même temps dégager son observation de tout élément hétérogène, que de les soumettre à une diète complète de médicaments tant internes qu'externes. Au point de vue de la classification dermatologique, j'adopte entièrement les idées de M. Bazin, et dans la division des maladies que je ferai passer sous vos yeux, vous m'entendrez souvent prononcer les mots de scrofulides, d'arthritides, d'herpétides, parce que je considère les maladies de la peau, non comme des accidents greffés sur l'organisme, mais comme l'expression d'un état morbide constitutionnel ou diathésique, en exceptant toutefois les affections de cause externe, comme les maladies artificielles et parasitaires.

Circonscrivant actuellement le cercle de mes recherches, je me suis proposé, dans ce travail, d'examiner l'action des eaux de Saint-Christau dans deux groupes d'affections symptomatiques de deux diathèses nettement caractérisées, la syphilis et la scrofule, et dans deux genres morbides très-fréquents à nos eaux minérales, l'eczéma et le psoriasis.

Des syphilides.

J'ai observé, à Saint-Christau, cinq cas de syphilides,
quatre ulcéreuses et une tuberculeuse. Mais je n'ai pu
suivre complétement que l'observation de trois d'entre
elles. L'une d'elles figure dans la note que j'ai eu l'honneur de lire devant vous l'année dernière : je la rappelle
brièvement. Une femme de cinquante-cinq ans, d'une
constitution médiocre, avait depuis dix-huit mois des
grosseurs sur la jambe et le poignet, grosseurs qui
s'étaient ouvertes spontanément. Quoiqu'elle n'eût jamais
eu de maux de gorge prolongés, de taches sur la peau, elle
avait depuis un mois des douleurs rhumatoïdes à exacer-
bation nocturne, et voyait les ulcères consécutifs aux tu-
meurs s'étendre et gagner malgré les cautérisations, seul
traitement employé.

Lorsque je l'examinai, elle se présentait dans un état de
faiblesse et de cachexie très-prononcées. Elle offrait à
considérer, sur la jambe gauche, près de la région mal-
léolaire, une ulcération à bords durs, à fond grisâtre, tapissé d'une couche comme couenneuse ; la peau environ-
nante était, dans une assez grande étendue, le siége d'une
exsudation peu abondante, parsemée de vésico-pustules
qui causaient une assez vive démangeaison ; sur l'avant-
bras gauche on voyait deux pertes de substance peu étendues, à forme irrégulière, presque superficielles, de couleur rouge et couvertes çà et là de croûtes jaunâtres ; pas
d'exostose ni d'autres lésions. Au bout de dix jours de
traitement, consistant en bains, fomentations et trois
verres d'eau sulfureuse, il survint un onyxis au pied
gauche, et sur l'avant-bras gauche une nouvelle ulcération
à bords irréguliers, ayant la forme d'un demi-cercle. Au
bout d'une vingtaine de jours la malade partait très-amé-

liorée dans son état général et local : l'ulcère de la jambe
était entièrement comblé par des granulations de couleur
rosée ; toute trace d'ulcération avait disparu aux avant-
bras, qui présentaient des cicatrices luisantes déprimées ;
malgré les dénégations de la malade, malgré l'absence de
croûtes verdâtres, épaisses, la forme circinée des ulcérations, la matière putrilagineuse qui en tapissait le fond, la
nature des cicatrices, me fit adopter l'idée d'une syphilide
ulcéreuse.

OBSERVATION II. — *Gomme ulcérée. Eczéma arthritique.
Acne pilaris.* — M. X...., ancien militaire, constitution
moyenne, sujet depuis son enfance aux éruptions cutanées.

Rhumatismes à différentes époques ; il y a cinq ans, psoriasis dans le dos puis à la jambe, hémorrhoïdes fluentes.
L'affection actuelle a débuté il y a deux ans par une tache
rouge cuivrée, qui se couvrit peu à peu de vésicules et ma-
nifesta sa présence par des élancements ; le malade fut
traité par l'arsenic. M. X... étant sujet aux maux de gorge,
ne sait pas s'il a eu des plaques muqueuses et ne se rappelle pas avoir eu de chancre ; il y a trois semaines environ
qu'il est survenu sur la jambe une grosseur indolente qui
s'est ouverte spontanément.

État actuel. — Aspect cachectique. 1° Sur la jambe droite,
au niveau de la partie moyenne du tendon d'Achille, dans
l'épaisseur de la peau, existe une tuméfaction assez profonde, presque indolente, à base rouge, violacée, creusée
d'une ouverture profonde plus étroite à l'entrée, dont le
fond est tapissé par une matière grisâtre concrète, les bords
taillés à pic. 2° Sur le poignet droit, à la face palmaire, existe
une surface irrégulière de 0^m,03 de diamètre, d'un rouge
foncé, surmontée de petites papules et de petites vésicules,
les unes entières, les autres couvertes de croûtes jaunâtres.
Ces vésicules sont formées par une enveloppe comme géla-

tineuse, et ont la couleur du sucre d'orge. 3° Sur l'avant-bras gauche, tache de couleur rouge sombre, couverte de squames fines un peu molles, ces deux éruptions s'accompagnent d'élancements. 4° *Acne pilaris* à la face. 5° Granulations sur le pharynx.

Le malade prit vingt-neuf bains, fit des fomentations continuelles sur l'avant-bras et la jambe, en même temps qu'il buvait de l'eau sulfureuse.

Ce n'est qu'à partir du dix-septième jour que je touchai l'ulcération avec la teinture d'iode, opération qui fut répétée chaque jour.

Résultat.—Après un séjour de trente-quatre jours, le malade partit considérablement amélioré dans son état général, n'ayant plus sur l'avant-bras gauche que deux pustules ; la surface avait perdu sa coloration rouge sombre, l'ulcère de la jambe était en train de se combler, et le fond en était rosé.

Il y a pour moi chez ce malade deux affections distinctes. Le siége de la lésion, son peu d'étendue, sa couleur, les élancements dont elle était l'objet, la coexistence de l'*acne pilaris*, me font regarder l'affection du poignet comme une arthritide, plutôt que comme une syphilide papulo-vésiculeuse, malgré l'aspect comme gélatineux des pustules ; mais je considère l'affection de la jambe comme une gomme ulcérée, à cause de son indolence, de l'état des bords de l'ulcère et surtout de cette couche couenneuse qui en tapissait le fond. Dans ce cas l'amélioration a été manifeste, bien que je n'aie pas employé de traitement spécifique.

Le cas suivant présente moins de difficultés dans le diagnostic et non moins de résultats au point de vue thérapeutique.

C'est le troisième cas de syphilide que j'ai observé.

OBSERVATION III. — M. X..., trente ans, tempérament nerveux, constitution assez forte, il y a trois ans, chancre induré, quelques mois après, plaques muqueuses sur les lèvres et la langue. M. X... fit deux saisons de suite à Luchon, quoiqu'il n'eût alors ni depuis aucun symptôme appréciable. Il y a trois mois, apparition de petits boutons qui se sont ulcérés et agrandis malgré l'usage du traitement spécifique.

État actuel.— Bon aspect. 1° Sur la cuisse droite existent deux cercles de pustules à moitié ouvertes, dont quelques-unes se sont transformées en ulcérations de 1 à 2 centimètres de diamètre, en partie couvertes de croûtes très-épaisses, verdâtres, humides, enchâssées ; la base des pustules est d'un rouge cuivré.

2° Sur le genou droit, petite ulcération à fond grisâtre, entourée de petites macules déprimées de couleur cuivrée.

3° Ulcérations de même forme et de même aspect sur l'épaule droite.

4° Sur le tronc, deux groupes de pustules dont les unes sont en partie ulcérées et figurent un cercle incomplet ; absence totale de démangeaisons, nulle part d'exostose, pas de douleurs rhumatoïdes, sur la peau du prépuce existe une cicatrice indurée.

Le traitement a consisté en bains, lotions et eau sulfureuse à l'intérieur; au bout de neuf jours, comme l'ulcération du genou gagnait en profondeur, que son fond devenait grisâtre, je le touchai avec la teinture d'iode.

Au bout de dix-sept jours, l'ulcération du genou avait meilleur aspect, mais d'autres pustules menaçant de s'ulcérer sur l'avant-bras, je fis prendre au malade du bi-iodure de mercure.

Le malade quitta Saint-Christau quatre jours après, et au bout de huit jours, ayant cessé toute application extérieure, il revint me voir : l'ulcération du genou était presque comblée, les surfaces placées sur la jambe et le tronc étaient beaucoup moins animées et les croûtes moins humides, plus adhérentes.

En résumé, il s'agit d'un malade atteint depuis trois mois d'une syphilide pustulo-crustacée ulcéreuse, traitée inutilement par les préparations antisyphilitiques. Sous l'influence des bains le mal s'exagère, les ulcérations se creusent, alors on a recours à la teinture d'iode appliquée sur la surface la plus malade ; la tendance à l'ulcération semble s'arrêter à partir de ce moment, et la maladie marche vers la guérison.

Évidemment ici le traitement mercuriel ne peut être invoqué, car il n'a été prescrit que quatre jours avant le départ du malade ; d'un autre côté, si l'on voulait attribuer le mérite de la guérison à la teinture d'iode, une seule ulcération a été touchée, et les autres n'en ont pas moins été modifiées.

J'ai encore une autre observation de syphilide crustacée ulcéreuse, datant de sept ans, chez une femme de la campagne, siégeant au front et à la jambe, avec périostose : il y a eu chez elle de l'amélioration, malheureusement je ne l'ai pas revue au moment de son départ et je ne pourrais dire exactement en quoi consistait l'amendement obtenu.

Certainement ce n'est pas avec quatre faits qu'on peut se faire une idée d'une médication : mais jusqu'à nouvel ordre je suis fondé à croire que l'eau de Saint-Christau agit comme reconstituante dans la cachexie syphilitique, et dans les syphilides ulcéreuses comme un modificateur efficace. Evidemment il n'y a là rien de spécifique, c'est un modificateur analogue à ceux que nous fournit la pharmacie.

Reste à savoir si l'action est purement topique, ou due à l'ensemble des effets produits sur l'organisme par l'eau ferro-cuivreuse employée en bains, en fomentations et en douches, et par l'eau sulfureuse à l'intérieur. Car dans tous les cas de syphilides comme dans les scrofulides, je fais boire aux malades de l'eau sulfureuse. Lorsque j'aurai un plus grand nombre de faits de syphilides, je pourrai peut-être établir une comparaison entre le rôle des eaux sulfureuses et de celles de Saint-Christau, envisagées au point de vue topique dans la syphilis : mais jusqu'à présent la chose ne me paraît pas encore possible.

Des scrofulides.

J'arrive maintenant aux manifestations d'une maladie constitutionnelle dont les exemples sont nombreux, dans un grand nombre de stations thermales, et dans lesquelles nos eaux me paraissent avoir une action générale et locale bien réelle.

Sous le nom de *scrofulides*, nous comprenons avec M. Bazin, non-seulement les engorgements ganglionnaires, mais les affections de la peau et des muqueuses survenues chez des sujets scrofuleux, précédés ou accompagnés d'adénopathies spéciales, caractérisées en général par un suintement séro-purulent très-abondant, des croûtes épaisses, une certaine tendance à l'ulcération, à l'hypertrophie, même à la destruction des tissus et laissant à leur suite des cicatrices élevées, bridées.

J'ai pu observer à Saint-Christau vingt cas de scrofulides, réparties de la manière suivante :

Scrofulides cutanées, 16 ;

Scrofulides ganglionnaires, 2 ;

Scrofulide muqueuse, 1.

J'y joins une affection que je rattache peut-être à tort à la scrofule, mais dont en tout cas l'observation m'a semblé digne d'être rapportée, je veux parler d'un éléphantiasis des Arabes.

Parmi les seize scrofulides cutanées se trouvent quatre cas de scrofulides malignes ou lupus ; les autres sont des scrofulides bénignes exsudatives, eczémas simples ou impétigineux.

1re SÉRIE. — Scrofulides bénignes exsudatives.

Je ne rapporte ici que les observations les plus importantes.

OBSERVATION IV. — Mademoiselle R..., vingt-cinq ans, constitution moyenne, tempérament lymphatique. Depuis l'âge de dix ans jusqu'à treize, sujette aux maux d'yeux avec photophobie. L'affection actuelle a débuté, il y a deux ans, sur le front et tout le cuir chevelu : croûtes épaisses, jaunâtres, suintement séro-purulent très-abondant, adénite sous-maxillaire. La malade fit deux saisons, prit vingt-huit bains et quinze douches, elle partit très-améliorée. Le front n'est plus rouge, mais il y reste encore des squames molles. Le suintement du cuir chevelu a disparu, il ne reste plus sur la tête que des squames molles sans rougeur de la peau.

A côté de ce cas, je rapporte ici une observation très-intéressante, parce que la malade, venue l'année dernière après deux saisons passées à Saint-Christau, partie dans un état d'amélioration marqué, a passé l'hiver sans trace d'éruption et est revenue cette année à Saint-Christau n'ayant plus aucune affection. Il s'agissait d'un eczéma impétigineux.

OBSERVATION V. — Mademoiselle L..., trente-deux ans, constitution médiocre, tempérament lymphatique. L'affection datait de quatre mois et était caractérisée par de la rougeur, des pustules, des vésicules, un suintement abondant, occupant les deux membres supérieurs depuis les doigts jusqu'au coude, démangeaisons modérées. Sous l'influence

de deux saisons, la malade partit améliorée, et chez elle
se borna à la tisane de noyer et au sirop d'iodure de fer.
Au mois de décembre tout avait disparu, et lorsqu'elle
revint cette année à Saint-Christau, il n'y avait ni éruption ni cicatrice.

A côté de ce fait se place le suivant, qui n'est pas moins
digne d'attention.

OBSERVATION VI. — Mademoiselle C..., sept ans, constitution moyenne, tempérament lymphatique. La grand'mère
maternelle est grosse et grasse, le père de chétive apparence.
Mademoiselle C... a eu, à différentes reprises, des blépha-
rites et une pustule sur la cornée. La maladie actuelle date
de trois ans.

A son arrivée, l'enfant est pâle, amaigrie ; l'affection occupe surtout la tête et une partie de la face. Les deux
paupières inférieures sont d'un rouge écarlate, un peu
renversées, dépourvues de cils ; le dessous des yeux présente une surface d'un rouge foncé, en partie déprimée et
couverte de squames et de pustules : tout le cuir chevelu
est le siége d'une exsudation abondante, entremêlée de
squames molles. Au premier abord, je crus avoir affaire à
une scrofulide maligne. La malade fit deux saisons séparées par un intervalle d'un mois. Lorsqu'elle partit, elle
n'était plus reconnaissable : la figure, qui était hideuse,
était métamorphosée, le pourtour des yeux entièrement
guéri sans cicatrices, les paupières dégonflées revenues à
leur place, l'état général satisfaisant, mais il restait encore du suintement sur le cuir chevelu.

En regard de ces cas favorables, je dois mentionner
deux scrofulides exsudatives généralisées, datant de plusieurs années, l'une chez une femme de quatre-vingts ans,
très-cachectique ; l'autre chez un homme de cinquante
ans, qui n'ont retiré des eaux aucun effet avantageux.)

Parmi les scrofulides muqueuses, je puis citer l'observation d'une blépharite double fortement amendée par
nos eaux.

OBSERVATION VI. — *Blépharite double.* — Madame B...,
domestique, cinquante-six ans, constitution moyenne,
tempérament lymphatique. Il y a cinq ou six ans, eczéma
de la jambe qui, après deux ans de durée, guérit à Saint-
Christau.

Début de la maladie, quatre mois. Traitement par des
collyres inconnus.

C'est une femme de bonne apparence, à chairs un peu
molles ; les paupières des deux yeux sont très-rouges,
très-tuméfiées, couvertes de croûtes jaunâtres, épaisses ;
pas de démangeaison. Dans le sillon naso-labial, un peu
d'eczéma.

Le traitement a consisté en bains, en lotions, et chaque
jour, pendant cinq minutes, une douche avec le pulvérisateur de Lüer. Malheureusement la malade ne resta que
douze jours, et cependant il y avait une amélioration no-
table : le gonflement, la rougeur des paupières avaient
beaucoup diminué, et elle pouvait supporter le soir la
lumière sans fatigue.

Parallèlement à cette blépharite, je mentionnerai un
très-petit albugo de la cornée, vestige d'une kératite an-
cienne que les douches avec le pulvérisateur données deux
fois par jour, pendant une heure, ont fait presque entièrement disparaître.

Scrofulides malignes.

Cette série est constituée par quatre lupus de la face.
Le premier, un lupus érythémateux des joues, n'a retiré
des eaux aucun bénéfice ; le second, un lupus tuber-
culeux ayant déjà dévoré une partie de l'aile du nez et

la voûte palatine, n'a obtenu qu'un résultat très-peu marqué; le troisième, un lupus du bout du nez, a été notablement amendé; mais le quatrième cas a un intérêt très-grand, parce que le malade a guéri, non en une saison, mais plusieurs mois après la saison, et j'ai pu constater moi-même la guérison. Voici un abrégé de mon observation.

OBSERVATION VII. — M. F..., seize ans, d'une constitution forte, ayant la lèvre épaisse, le nez gros, a eu dans son enfance de la kératite, de l'adénite sous-maxillaire. Le lupus dont il est atteint datait de deux ans. Le mal a débuté par des boutons qui se sont creusés, l'aile du nez a disparu. Le malade a pris du sublimé pendant un mois. Au moment où je l'examinai, il se présentait avec la narine gauche presque entièrement évidée, le nez d'une couleur rouge et livide; il y avait deux pertes de substance à la face, ayant chacune le diamètre d'une pièce de 2 francs, couvertes d'épaisses croûtes jaunâtres; au-dessus de l'œil gauche existait une troisième ulcération à fond roussâtre, couverte de granulations molles et violacées; les gencives de la mâchoire supérieure étaient hypertrophiées, violacées. Le malade prit trente-quatre bains et vingt douches. Il partit en novembre 1863, tellement amélioré, qu'en vous citant ce cas l'année dernière, je disais qu'on pouvait espérer la guérison. Eh bien, j'ai revu ce malade au mois de juin, il avait pris de l'huile de morue tout l'hiver et touché les ulcérations avec de la teinture d'iode, sous la direction de mon confrère et ami le docteur Duboué.

Je sais que ces moyens guérissent le lupus, mais il n'en est pas moins vrai que je crois qu'on peut attribuer une partie de l'honneur de la cure à l'eau de Saint-Christau, sous l'influence de laquelle j'avais vu les bourgeons charnus monter et couvrir le fond des ulcères. Il ne restait plus, quand je vis le malade, que des cicatrices bridées sur les joues, et sur la lèvre supérieure une petite plaque d'impétigo, pour laquelle j'avais conseillé une saison à Saint-Christau, mais mon conseil ne fut pas écouté.

Je termine la série des scrofulides cutanées, en rapportant en quelques mots l'observation d'un éléphantiasis des Arabes, singulièrement amélioré.

OBSERVATION VIII. — M. D..., cultivateur d'Aïre, quarante-neuf ans, forte constitution, tempérament lymphatique. Le malade, à la suite d'une chute sur la région sacrée, eut un abcès par où s'échappaient des esquilles, et dont l'ouverture persistant encore laisse sortir, au dire du malade, les gaz et les matières fécales. Avec un stylet, on sent une dénudation de l'os. Il y a treize ans qu'il eut à la jambe des rougeurs, des boutons, à la suite desquels survint un gonflement d'une partie du membre inférieur. Le malade n'a fait d'autre traitement qu'une saison à Baréges, qui ne lui réussit pas bien.

A son arrivée, il me présente sa jambe gauche qui est doublée de volume ; elle a une forme cylindroïde, et sur le cou-de-pied existent de gros bourrelets séparés par des espèces d'hiatus. Le pied a une couleur brun foncé, comme s'il avait été badigeonné avec une solution de nitrate d'argent.

Le malade prit vingt bains et but de l'eau des Arceaux ; fomentations, douches. A son départ, la jambe avait recouvré sa couleur normale, le volume en avait diminué, la peau avait repris une certaine souplesse, les tubercules qui la hérissaient étaient presque effacés. Voilà un éléphantiasis qui paraît avoir succédé à un eczéma de la jambe, et le résultat thérapeutique obtenu mérite d'être signalé. Quoique je n'aie qu'un seul fait de ce genre, je crois qu'il ne devait pas rester inaperçu.

Parmi les scrofulides ganglionnaires, j'en ai vu trois suppurées, ayant laissé à leur suite des ulcérations peu profondes et dont deux au moins méritent d'être mentionnées ici.

OBSERVATION IX. — M. P..., employé, constitution médiocre, tempérament lymphatique. Beaucoup de gourme dans l'enfance avec adénopathie. Il y a deux ans, adénite suppurée, qui fut ouverte et laissa à sa place l'ulcération que le malade nous présente. C'est un homme très-maigre, très-pâle, qui marche la tête inclinée sur le cou. A gauche, sur la région cervicale, existe une ulcération superficielle couverte de bourgeons un peu violacés, de $0^m,04$ d'étendue, surmontée par une cicatrice bridée, déprimée. Sécrétion purulente peu abondante. Au bout de seize jours de traitement, l'état du malade avait tout à fait changé : la maigreur avait diminué, la figure se colorait, l'ulcération était presque entièrement cicatrisée, sauf dans une étendue de 2 centimètres, et n'avait plus que 2 millimètres de profondeur.

L'autre observation est celle d'une enfant de onze ans, d'une constitution assez forte, nullement cachectique, dont tout le côté droit du cou était occupé par une chaîne ganglionnaire hypertrophiée, de volumes variables ; au niveau de ces ganglions, la peau était ulcérée en deux endroits assez superficiellement ; le centre seul suppurait, tout le reste était irrégulier, déprimé, de couleur violacée ; au-dessus se trouvait une ulcération plus petite, couverte d'une croûte verdâtre, épaisse, mais adhérente. Au bout de quatorze jours, l'ulcération inférieure était presque entièrement cicatrisée, les ganglions étaient plus mous et moins gros, l'ulcération supérieure était toujours couverte d'une croûte verdâtre.

Statistique des scrofulides.

Nombre..........................	20
Amélioration	12
Guérison........................	3
État stationnaire	5

Nous venons de passer en revue une classe de maladies bien caractérisée par M. Bazin.

Si tout le monde n'appelle pas avec lui *scrofulides* ces impétigos tenaces, ces eczémas rebelles du cuir chevelu et de la face avec suintement considérable et adénite concomitante, si au contraire on n'admet comme scrofulides que les lupus et les adénites suppurées, on nous permettra de dire, du moins, que l'eau de Saint-Christau agit comme un puissant modificateur dans la gourme des enfants, dans les adénites suppurées ou non, et même dans le lupus, surtout dans le lupus ulcéreux, si je m'en rapporte à l'observation que j'ai citée, et à une que je trouve consignée dans la brochure de mon honorable prédécesseur, le docteur Darcet : non-seulement l'état local est modifié, mais aussi l'état général est notablement influencé.

Du reste, dans les scrofulides comme dans les syphilides, j'ai l'habitude d'associer l'eau sulfureuse en boisson à l'eau ferro-cuivreuse employée pour l'usage externe.

Jusqu'à nouvel ordre, les eaux de Saint-Christau, au point de vue de la scrofule, me paraissent se rapprocher des eaux chlorurées sodiques et des eaux sulfureuses; je ne parle ici, bien entendu, que des manifestations cutanées et ganglionnaires de la diathèse scrofuleuse, et peut-être ont-elles sur les eaux chlorurées fortes l'avantage d'être moins excitantes et mieux supportées par les malades : car ce n'est jamais chez les scrofuleux que j'ai observé cette manifestation cutanée qui rappelle un peu la poussée de certaines eaux, peu remarquée en général à Saint-Christau, mais que j'ai rencontrée surtout chez des sujets porteurs d'arthritides.

Je passe maintenant à l'action des eaux dans deux affections génériques très-fréquentes.

M. Bazin appelle affections génériques de la peau, des affections qui peuvent être l'expression de trois maladies constitutionnelles : la scrofule, l'herpétisme et l'arthritis, ce sont ces maladies qui constituent ce qu'on appelait autrefois les dartres. Les dartres forment-elles un groupe naturel, placé sous l'influence d'une même cause? M. Hardy est de cet avis, et dit qu'on a eu tort de rayer du cadre nosologique le mot de dartres, il reconnaît l'existence d'une diathèse dartreuse qui forme une famille naturelle comprenant quatre espèces : l'eczéma, le lichen, le psoriasis et le pityriasis.

Pour M. Bazin, les dartres sont des affections cutanées non contagieuses, pyrétiques ou apyrétiques, récidivant avec opiniâtreté, survenant sous l'influence de maladies constitutionnelles, l'arthritis, l'herpétisme et la scrofule. Mais pour lui, le cadre des dartres est bien plus étendu que celui de M. Hardy, car il y ajoute : l'herpès, le pemphigus, l'urticaire, le prurigo, l'acné, le sycosis et l'ecthyma.

Je ne m'occuperai ici que de l'eczéma et du psoriasis.

De l'eczéma.

Dans l'article *scrofulides*, j'ai déjà parlé d'un certain nombre d'eczémas que j'ai rattachés à la diathèse scrofuleuse, il ne me reste donc à parler que des éczemas arthritiques et herpétiques.

Je crois utile avant de parler des observations, de rappeler quels sont les caractères différentiels de ces deux espèces

d'eczéma, d'après M. Bazin : « L'eczéma *arthritique* se
» présente sous la forme de petites plaques nummulaires
» bien circonscrites, dont les bords nettement limités sont
» quelquefois festonnés et occupent les parties découvertes
» du corps, c'est-à-dire le front, les lèvres, la nuque, les
» tempes, le dos des mains et des pieds, les parties géni-
» tales, les mamelles, le plus souvent un seul côté du corps.
» Ces plaques sont petites, et séparées par des intervalles
» de peau saine ; quelquefois cependant elles peuvent se
» réunir, elles sont remarquables par leur sécheresse, don-
» nent lieu à des élancements et des picotements, offrent
» souvent une coloration violacée, et à leur jonction des
» dilatations variqueuses des vaisseaux capillaires du
» derme. »

L'eczéma *herpétique* est aigu ou chronique ; nous ne nous
occupons ici que du chronique ; il présente deux formes :
l'inflammatoire et la forme sécrétante.

1° *Forme inflammatoire.*— Dans cette forme il y a rougeur diffuse parsemée de petites vésicules dont la durée est
très-courte, et qui laissent à leur place de petites ulcérations fournissant un liquide abondant, clair et visqueux.
La sécrétion dure un temps variable et est remplacée par
des squames minces, humides et jaunâtres, puis par une
tache rouge; quelquefois le liquide devient purulent (*eczema
impetiginodes*).

2° *Forme sécrétante.* — Tantôt consécutive à la forme
inflammatoire, tantôt primitive. M. Bazin appelle surtout
l'attention sur le liquide exhalé, sur l'intensité du prurit
en général, plus prononcé la nuit que le jour, et enfin sur
la disposition symétrique des plaques éczémateuses; c'est
aussi, dit-il, dans cette espèce qu'on observe les métasta-
ses sur les muqueuses et les séreuses, tandis que l'eczéma
scrofuleux est caractérisé par une sécrétion abondante et

séro-purulente, avec engorgements ganglionnaires, ophthalmie, prurit léger, etc.

J'ai observé à Saint-Christau vingt-quatre cas d'eczéma répartis ainsi : eczémas arthritiques, 21 ; eczémas herpétiques, 3.

Sur les 24 eczémas, 2 ont guéri complétement, 3 ont guéri presque entièrement, 10 ont été améliorés.

La plupart des eczémas n'offrant que des caractères uniformes, je ne rapporterai qu'un ou deux types de chaque espèce d'eczéma.

OBSERVATION XI. — *Eczéma arthritique.* — M. A..., prêtre, trente-huit ans, assez bien constitué, grand, bien musclé, tempérament sanguin, d'une famille où l'on est très-sujet à l'épistaxis, incommodité dont il a hérité et qui se représente plusieurs fois par an, servant de crise à une sorte de pléthore cérébrale qui la précède. Il y a six ans, survint un flux hémorrhoïdal très-abondant qui produisit la suppression de l'épistaxis. Il y a deux ans, la congestion hémorrhoïdale dont il souffrait beaucoup diminua, en même temps qu'apparaissait pour la première fois un peu de démangeaison, de rougeur et de gonflement de la paupière, puis de toute la face, où se montrèrent avec une sensation de chaleur, de petits boutons remplacés par des écailles. Il y a quatre ans environ, attaques répétées de sciatique. M. A... est un homme à figure très-colorée, son affection consiste en de petites papules très-rouges sur le cou, et un grand état de sécheresse des deux oreilles couvertes de squames très-fines.

Au bout de seize jours de bains, de lotions et de fomentations, le malade était presque guéri, il lui restait de son eczéma lichénoïde à peine quelques petites squames dans la rainure interauriculaire, mais la peau est rosée et nullement luisante.

Voici l'observation d'un eczéma de la face, qui, après avoir été amélioré pendant une première saison, a reparu dans l'intervalle, pour disparaître complétement après la seconde.

OBSERVATION XII. — *Eczéma arthritique.* — Madame S..., quarante-quatre ans, constitution moyenne, sujette à la dyspepsie, à la gravelle, ayant eu déjà une affection cutanée (*un lait répandu sur le bras*).

L'affection a débuté, il y a un an, par les mains qui se sont guéries peu à peu en même temps que la face et les oreilles se prenaient successivement, puis le mal a reparu aux doigts.

État actuel. — Sur la face dorsale des doigts, petites papules rouges ; sur les deux oreilles, rougeur assez vive et petites squames, il y en a de disséminées sur le cuir chevelu ; prurit intense.

La malade partit n'ayant plus qu'une fissure derrière l'oreille. Au bout d'un mois elle revint, les oreilles rouges, couvertes de petites squames s'avançant sur les deux joues et sur le cuir chevelu. Au bout de dix-huit jours de traitement, la guérison était complète ; disparition complète de la rougeur, des squames. Quelques jours avant son départ, plusieurs furoncles.

Parmi les eczémas modifiés, je citerai une variété très-rebelle en général.

OBSERVATION XIII. — *Eczéma des lèvres.* — Madame L..., cinquante-quatre ans, maigre, sèche, bonne santé habituelle, quelques atteintes de rhumatisme. Il y a un an, apparition d'aphthes sur la langue, puis envahissement des lèvres. En ce moment, sur la lèvre supérieure et sur l'inférieure qui sont un peu épaissies, existe une traînée rouge circulaire sur laquelle tranchent de petites squames fines, jaunâtres, un peu molles ; peu de démangeaison , quelques exulcérations sur les côtés de la langue.

La malade ne resta que quatorze jours, et cependant quand elle partit, la rougeur était moins vive, les squames moins nombreuses.

Eczéma herpétique.—Je n'en ai vu que trois cas, et j'en cite un des plus remarquables.

OBSERVATION XIV.—Madame X..., soixante-dix ans, constitution médiocre ; dans l'enfance gourme très-tenace avec adénite ; sujette pendant plusieurs années à une douleur dans la région lombaire droite, à des engourdissements dans le membre inférieur droit, à des accès de sciatique du même côté, à des bronchites très-tenaces avec sécrétion très-intense. Depuis cinq ans, oppression continuelle et altération de la voix.

Il y a sept mois que l'affection cutanée a débuté par les oreilles, puis par la face et le cuir chevelu ; sensation de piqûres et bouffées de chaleur à la face surtout le soir; en ce moment, l'eczéma est à sa troisième période : squames nombreuses, très-fines, occupant la totalité du cuir chevelu et la face, rougeur en feston à la nuque, tension et chaleur de la peau, granulations larges sur le pharynx, replis ary-épiglottiques très-gonflés. La malade fit deux saisons, prit vingt bains dans la première, dix dans la seconde ; l'affection avait diminué beaucoup, c'est-à-dire que les squames de la figure et du cuir chevelu avaient presque entièrement disparu, lorsqu'il survint une bronchite généralisée qui obligea la malade à rentrer chez elle.

J'ai rangé cette affection dans les herpétides, à cause de l'habitude de la malade, de ses dispositions névralgiques et de l'apparition de la bronchite, au moment où l'affection de peau commençait à disparaître.

D'après l'ensemble des observations d'eczémas que

j'ai recueillies, je serais disposé à admettre que l'eau de
Saint-Christau agit surtout dans les eczémas circonscrits
des parties] découvertes développés chez des rhumatisants.

Mais d'un autre côté, nous avons vu s'améliorer, moins
rapidement il est vrai, des eczémas avec sécrétion presque
purulente chez des scrofuleux, à moins qu'ils ne soient trop
généralisés ; mais en tout cas, si quelques-uns se sont
montrés réfractaires, aucun du moins n'a été exaspéré d'une
façon durable, ce qui est un grand avantage que ne pos-
sèdent pas toujours les eaux sulfureuses, conseillées trop
souvent d'une manière banale dans le traitement de l'eczéma.

Du psoriasis.

J'arrive maintenant à un autre genre moins fécond que
l'eczéma, mais qui, en revanche, offre à la thérapeutique
une résistance souvent insurmontable. Comme pour l'eczéma c'est l'arthritis qui joue le principal rôle dans nos
observations.

Il n'est peut-être pas sans intérêt de rappeler les caractères différentiels attribués par M. Bazin aux psoriasis arthritiques et herpétiques.

Le psoriasis herpétique débute par les coudes et les genoux, tandis que le psoriasis arthritique occupe les parties
découvertes du corps et principalement la paume des
mains, la plante des pieds, et celui-ci reste localisé au point
où il est né, tandis que celui-là tend à envahir toute la
surface du corps, des coudes et des genoux, se propage sur
les membres et le tronc.

Le premier est caractérisé par des plaques arrondies et
recouvertes de squames blanches argentées et sèches, le
second, par des plaques qui peuvent revêtir toutes les formes, et sont recouvertes de squames jaunâtres et humides.

Quant au psoriasis syphilitique des auteurs, M. Bazin le considère comme une phase de la syphilide tuberculeuse, circonscrite de la roséole, ou des plaques muqueuses des mains.

J'ai vu et observé onze cas de psoriasis répartis ainsi :

> Psoriasis arthritiques. . 8
> Psoriasis herpétiques. . 3

Sur les onze, neuf ont subi une amélioration plus ou moins prononcée, un seul a guéri, c'est-à-dire a disparu entièrement, mais après la saison, un est resté entièrement réfractaire. Les huit psoriasis arthritiques se décomposent ainsi : trois psoriasis des mains, quatre de la tête, un du tronc. Les psoriasis herpétiques étaient, dans deux cas, généralisés, et, dans un troisième, occupaient les deux jambes et les coudes.

Psoriasis arthritiques.— Parmi eux figurent en première ligne deux malades atteints depuis plusieurs années de psoriasis palmaire, sans avoir eu ni l'un ni l'autre d'accidents syphilitiques, qui tous deux, après avoir essayé sans succès les eaux de Luchon, sont venus à Saint-Christau, et l'amélioration obtenue est telle pour tous deux, qu'ils reviennent tous les trois ou quatre ans faire une nouvelle saison qui leur permet de passer une ou plusieurs années sans éruption ; notons que ces malades sont d'un tempérament sanguin, et que l'un d'entre eux avait éprouvé à Luchon des accidents congestifs vers la tête qui ne se sont pas reproduits.

Dans nos eaux, je cite un cas de psoriasis palmaire qui est venu pour la première fois cette année, et qui est parti très-amélioré.

OBSERVATION XV.— M. X..., négociant, trente-huit ans, constitution forte, tempérament sanguin, membres très-développés, né d'un père très-rhumatisant, sujet à la dys-

pepsie, à des douleurs musculaires et à d'abondantes trans-
pirations.

La maladie existait déjà depuis un an, lorsque le malade eut un chancre induré, mais qui ne fut suivi d'aucun accident constitutionnel. M. Bazin traita l'affection des
mains comme une arthritide.

En ce moment, il présente une face très-colorée, le ne
un peu violacé, de l'obésité et de l'alopécie.

L'affection existe à la main droite et au pied gauche,
mais souvent les deux mains sont envahies à la fois ; elle est
caractérisée par des surfaces isolées, circonscrites, couvertes de squames grises épaisses, imbriquées, et des cre-
vasses de profondeur variable. Au pied, l'épiderme est complétement enlevé du côté du talon et laisse voir une surface
un peu grise, très-sèche, dont les bords sont grisâtres. Au
bout de vingt-quatre jours de séjour, M. X... partit dans
un état d'amélioration très-marquée ; la partie malade
était tendue et luisante, il restait encore sur le pouce une
crevasse en voie de cicatrisation, mais les squames avaient
disparu.

On sait que, pour la majorité des médecins, le psoriasis
limité aux mains et aux pieds est considéré comme syphilitique : mais il y a ici une raison pour ne pas le croire, c'est
que le chancre n'est venu qu'après l'apparition de la der-
matose ; d'ailleurs l'opinion de M. Bazin a une autorité suffisante pour trancher la question à nos yeux.

J'ai dit que j'avais obtenu une guérison dans un cas de
psoriasis généralisé. Ce cas est d'autant plus intéressant
que le malade a vu disparaître son affection seulement
trois mois après la saison thermale ; elle reparut, il est vrai,
l'été suivant, mais moins intense : d'ailleurs cette disparition est assez remarquable lorsqu'il s'agit d'une affection
aussi tenace que le psoriasis généralisé.

OBSERVATION XVI. — *Psoriasis herpétique.* — Le père
J..., de l'ordre des Jésuites, trente-cinq ans, tempérament
nerveux, sujet depuis une quinzaine d'année à des accès de
toux et d'oppression, survenant irrégulièrement la nuit,
ne se terminant par l'expulsion de crachats ni de gaz ; en
même temps que cette sorte d'asthme, s'établissait l'affection cutanée, accompagnée d'une desquamation très-abondante et de démangeaisons terribles surtout la nuit ; le malade a pris longtemps de l'arsenic et fait sans succès deux
saisons à Aix-la-Chapelle.

Lorsque l'année dernière il vint à Saint-Christau, il était
très-pâle, très-faible, avait une oppression très-marquée,
présentait tous les caractères de l'emphysème sans altération du cœur.

Mais l'éruption était généralisée, caractérisée par des
plaques rouges couvertes de squames, étendues depuis le
front jusqu'à la plante des pieds et aux doigts, il y avait un
prurit insupportable et une desquamation des plus abondantes.

Au bout d'une première saison il y avait amélioration,
au bout de la seconde il ne restait plus de traces de la maladie que sur les bras et les jambes, sous forme de plaques
rouges avec une desquamation peu abondante. Mais peu à
peu l'affection disparut, l'hiver fut très-bon, pas de prurit,
peu de toux, ni d'oppression.

Au mois de juillet dernier, l'éruption commença à repa-
raître ; et lorsqu'il revint cette année à Saint-Christau, il y
avait surtout des plaques sur les membres et la tête, mais
le nombre des plaques, l'intensité de la desquamation n'é-
taient pas comparables avec ce qu'ils étaient l'année dernière.

Sur les jambes, les plaques étaient très-larges avec des
squames jaunâtres foliacées, il n'existait plus de déman-

geaison à son départ ; au bout de vingt bains, au lieu de
plaques, il n'y avait plus que des anneaux, et les squames
étaient beaucoup moins abondantes.

Dans le psoriasis, les résultats ne sont pas aussi brillants
que dans l'eczéma, surtout l'eczéma arthritique : cependant
la modification obtenue par les malades mérite d'être prise
en considération, surtout si l'on pense, par exemple, que
dans les trois observations de *psoriasis manualis* dont j'ai
parlé, deux des malades avaient été, dans des eaux sulfureuses, demander une amélioration qu'ils n'ont trouvée qu'à
Saint-Christau.

Je réunis sous forme de tableau l'ensemble des observations dont je viens d'avoir l'honneur de vous en-
tretenir.

NOMS DES MALADIES.	Nombre.	Malades guéris.	Malades soulagés.	Malades dans le même état.	Malades dont la guérison n'a eu lieu qu'après leur départ.
4 syphilides {Ulcéreuse..... 3 / Tuberculeuse . 1		.....		3	1
20 scrofulides {Cutanées divisées en : / Bénigne... 13 / Maligne. .. 4 / Ganglionnaire. 2 / Muqueuse.... 1	17	2	12	5	2
29 arthritides {Eczéma...... 21 / Psoriasis 8		2 / 7		8	
6 herpétides {Eczéma...... 3 / Psoriasis 3		..... /		3 / 2	..... / 1

Un coup d'œil jeté sur ce tableau permet de voir que
ce qui domine dans la clientèle de Saint-Christau, ce sont

les affections arthritiques ; que parmi celles-ci c'est l'eczéma qui occupe la plus large part, et que cette sorte de manifestation se trouve généralement bien de nos eaux ; que tous les psoriasis ont subi de l'amélioration ; qu'un d'entre eux même a guéri, c'est-à-dire, a disparu pendant près de six mois ; qu'un seul est resté réfractaire.

Après les arthritides, les scrofulides occupent un rang très-élevé dans le nombre des maladies, et toutes les scrofulides bénignes, non-seulement ont été améliorées, puisque deux sont parties guéries, mais encore une scrofulide maligne a guéri après que la malade eut quitté la station thermale.

On peut voir encore l'efficacité des eaux dans les syphilides, surtout les syphilides ulcéreuses.

RÉSUMÉ GÉNÉRAL.

Je résume en quelques mots l'ensemble de ce travail ; ce ne sont pas des conclusions que je pose, car le nombre des faits que j'ai observés n'est pas assez considérable pour me permettre d'en établir, mais un résumé des faits observés et suivis avec exactitude et impartialité.

Propriétés physiques et chimiques. — L'eau de Saint-Christau est très-abondante, minéralisée principalement par les sulfates de cuivre et de fer, c'est pourquoi je l'appelle, jusqu'à nouvel ordre, *ferro-cuivreuse.* On l'emploie en bains, en boisson, en douches et en fomentations ; ce dernier mode d'emploi est d'autant plus efficace que les eaux sont froides et ne sont pas susceptibles de s'altérer promptement au contact de l'air.

Effets physiologiques. — Elle détermine une action générale très-peu marquée et un effet topique caractérisé par une excitation locale qui ne va presque jamais jusqu'à la phlegmasie. Elle semble agir à la manière des agents substitutifs et accuse souvent des éruptions artificielles qui ne paraissent pas avoir la valeur de phénomènes critiques.

Elle est bien supportée, mieux surtout que les eaux sulfureuses fortes, par les sujets pléthoriques.

Effets thérapeutiques. — D'une manière générale, l'eau de Saint-Christau est tonique et reconstituante, et agit comme telle dans la scrofule et la syphilis. Employée depuis plus d'un siècle dans le traitement des maladies de la peau, elle modifie très-avantageusement les scrofulides, et me paraît devoir, à ce point de vue, être placée à côté des eaux sulfureuses et chlorurées ; elle semble avoir plus d'action dans le lupus ulcéreux que dans le lupus érythémateux.

Dans les arthritides, elle semble jouir d'un privilége spécial, surtout vis-à-vis de la forme eczémateuse, et paraît moins efficace dans le psoriasis.

Je n'ai pas assez de faits pour parler d'une façon générale des herpétides, relativement très-peu nombreuses à Saint-Christau. Je ne puis pas dire si dans les arthritides l'action est générale aussi bien que locale ; ce n'est qu'une expérience de plusieurs années qui pourra me renseigner à cet égard.

Si la caractéristique thérapeutique des eaux de Saint-Christau n'est pas encore pour moi dégagée de toute inconnue, du moins les résultats obtenus me permettent, je crois, de placer ses sources à côté des eaux sulfureuses et des eaux chlorurées dans le traitement des scrofulides, et de les mettre dans la thérapeutique des affections dartreuses proprement dites, sur un plan parallèle, sinon supérieur dans quelques circonstances, aux eaux sulfurées, considérées généralement jusqu'à ce jour comme leur spécifique le plus efficace.

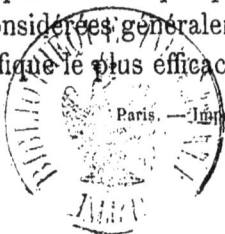

Paris. — Imprimerie de E. MARTINET, rue Mignon, 2.